BEI GRIN MACHT SICH IHR
WISSEN BEZAHLT

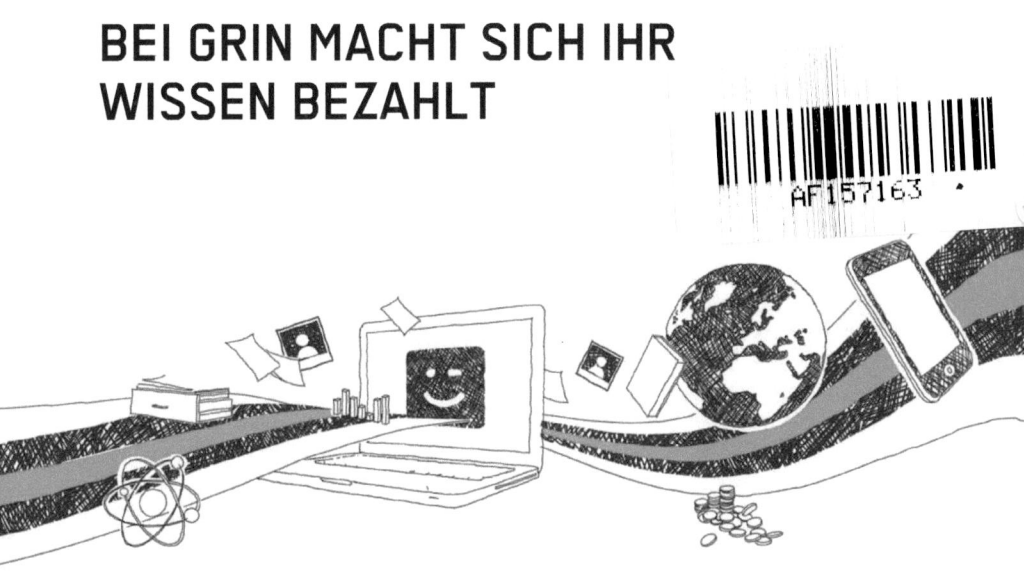

- Wir veröffentlichen Ihre Hausarbeit,
  Bachelor- und Masterarbeit

- Ihr eigenes eBook und Buch -
  weltweit in allen wichtigen Shops

- Verdienen Sie an jedem Verkauf

Jetzt bei www.GRIN.com hochladen
und kostenlos publizieren

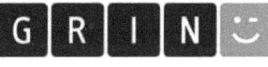

Daniel Böhm

Soziale Ungleichheit und Gesundheit

Analyse des Gesundheitssystems

GRIN Verlag

Bibliografische Information der Deutschen Nationalbibliothek:

Die Deutsche Bibliothek verzeichnet diese Publikation in der Deutschen National-
bibliografie; detaillierte bibliografische Daten sind im Internet über http://dnb.d-
nb.de/ abrufbar.

Dieses Werk sowie alle darin enthaltenen einzelnen Beiträge und Abbildungen
sind urheberrechtlich geschützt. Jede Verwertung, die nicht ausdrücklich vom
Urheberrechtsschutz zugelassen ist, bedarf der vorherigen Zustimmung des Verla-
ges. Das gilt insbesondere für Vervielfältigungen, Bearbeitungen, Übersetzungen,
Mikroverfilmungen, Auswertungen durch Datenbanken und für die Einspeicherung
und Verarbeitung in elektronische Systeme. Alle Rechte, auch die des auszugsweisen
Nachdrucks, der fotomechanischen Wiedergabe (einschließlich Mikrokopie) sowie
der Auswertung durch Datenbanken oder ähnliche Einrichtungen, vorbehalten.

Impressum:

Copyright © 2012 GRIN Verlag GmbH
Druck und Bindung: Books on Demand GmbH, Norderstedt Germany
ISBN: 978-3-656-40384-5

Dieses Buch bei GRIN:

http://www.grin.com/de/e-book/212248/soziale-ungleichheit-und-gesundheit

GRIN - Your knowledge has value

Der GRIN Verlag publiziert seit 1998 wissenschaftliche Arbeiten von Studenten, Hochschullehrern und anderen Akademikern als eBook und gedrucktes Buch. Die Verlagswebsite www.grin.com ist die ideale Plattform zur Veröffentlichung von Hausarbeiten, Abschlussarbeiten, wissenschaftlichen Aufsätzen, Dissertationen und Fachbüchern.

Besuchen Sie uns im Internet:

http://www.grin.com/

http://www.facebook.com/grincom

http://www.twitter.com/grin_com

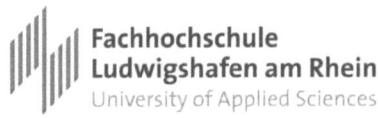

Fachhochschule Ludwigshafen am Rhein

Fachbereich I

Management, Controlling, Health Care

Gesundheitsökonomie im Praxisverbund

Seminararbeit

Thema:

Soziale Ungleichheit und Gesundheit

Verfasser:

Daniel Böhm

Abgabe am: 19.02.2012

Inhaltsverzeichnis

1. Tabellen- und Abbildungsverzeichnis

2. Einleitung

2.1. Motivation

Das Ziel einer jeden Gesundheitspolitik sollte die gesundheitliche Chancengleichheit sein. Chancengleichheit im Gesundheitsbereich beinhaltet, „dass idealerweise jeder Mensch eine faire Chance haben sollte, sein volles gesundheitliches Potenzial auszuschöpfen, und, pragmatischer gesprochen, dass niemand durch Benachteiligung daran gehindert werden sollte, diesen Zustand zu erreichen, wenn sich das vermeiden lässt."[1]

Demnach ist es wichtig, gleiche Möglichkeiten für die Gesundheitsversorgung zu schaffen und vor allem die gesundheitlichen Unterschiede so weit wie möglich abzubauen.
Vollständig wird dieses Ziel niemals erreicht werden, doch es dient einer jeden Gesellschaft als sozialer Richtungsweiser zu einer gleichgestellten gesundheitlichen Versorgung.

In Deutschland ist nachgewiesen, dass Männer aus der unteren Sozialschicht eine zehn Jahre kürzere Lebenserwartung aufweisen, als Männer der Oberschicht. Bei Frauen beträgt dieser Unterschied vier bis sechs Jahre.[2]
Personen der einkommensstarken Schicht führen im Durchschnitt sieben Jahre länger ein nicht durch Krankheit beeinträchtigtes Leben.[2]
Erklärungsansätze dafür, dass Angehörige der Unterschicht im Durchschnitt sieben Jahre früher den Beginn einer chronischen, Lebensqualität einschränkenden und medizinisch nicht heilbaren Krankheit erleiden und Strategien zur Besserung dieser Problematik, werden in dieser Seminararbeit aufgezeigt.

Die Forschung und Praxis zur sozial ungleichen Verteilung von Gesundheitschancen steht auch im Jahr 2011 noch vor drei großen Herausforderungen. Diese beziehen sich auf
1) die *Beschreibung* gesundheitlicher Ungleichheit, genauer gesagt auf die Darstellung und Analyse der Art und des Ausmaßes sozioökonomischer Unterschiede in der Gesundheit,
2) die *Erklärung* und
3) die *Reduzierung* gesundheitlicher Ungleichheit.

Im Mittelpunkt der Erklärung stehen die Einflussfaktoren und Mechanismen zur Entstehung gesundheitlicher Ungleichheit. Die Reduzierung sozioökonomischer Unterschiede in der Gesundheit wiederum geht der Frage nach, wie bei dem aktuellen Kenntnisstand Maßnahmen entwickelt werden können, die zu einer Verringerung der Ungleichheiten führen.

---

[1] [Whi91] S. 10
[2] Vgl. [Ros07] S.2

Ziel dieser Seminararbeit ist es, einen Gesamtüberblick über das Thema „Soziale Ungleichheit und Gesundheit" zu geben. Im Vordergrund stehen dabei die Erklärungsversuche für gesundheitliche Ungleichheit und die Strategien zur Behebung dieser.

2.2. Gliederung der Seminararbeit

Diese Ausarbeitung ist in zwei Bereiche untergliedert. Zuerst gehen Kapitel 3 bis Kapitel 5 auf das Zustandekommen gesundheitlicher Ungleichheit ein. Hierzu werden Fakten aufgezeigt und die relevanten Einflussfaktoren erläutert. Anschließend befasst sich Kapitel 6 mit den Handlungsansätzen zur Verringerung sozialer und gesundheitlicher Ungleichheit.

Anschließend erfolgt in Kapitel 7 eine Schlussbetrachtung und es wird aufgezeigt, durch welche aufeinander abgestimmten politischen Maßnahmen eine Verringerung der gesundheitlichen Ungleichheit zu realisieren ist.

3. Bestimmung sozialer Ungleichheit

In der Regel verstehen wir unter dem Begriff „soziale Ungleichheit" die Unterschiede in Hinsicht auf Bildung, beruflichen Status und Einkommen. Dies sind sogenannte vertikale Aspekte, welche eine Unterteilung der Bevölkerung in obere und untere Schichten ermöglichen. Durch Bildung, Beruf und besonders durch das Einkommen, welches häufig als zentraler Indikator für soziale Ungleichheit gesehen wird, bestimmt sich der sozioökonomische Status, der eine Einordnung in eine hierarchische Skala ermöglicht.[3]

Während die vertikale soziale Ungleichheit in früheren Studien von großer Bedeutung war, konzentriert sich die moderne Sozial-Epidemiologie vor allem auf die horizontale Ungleichheit. Neben den zentralen Aspekten wie Alter, Geschlecht und Nationalität spielen hier auch Merkmale wie Familienstand, Zahl der Kinder und Größe des Wohnorts eine wichtige Rolle.[3]

Da es noch keine Übereinstimmung darüber gibt, was genau unter dem Begriff „Sozial-Epidemiologie" zu verstehen ist, möchte ich mich hierbei auf die Definition von Andreas Mielck und Kim Bloomfield beziehen. Sie verstehen unter der Sozial-Epidemiologie die „wissenschaftliche Analyse zur Beschreibung, Erklärung und Verringerung der gesundheitlichen Ungleichheit mit den Methoden der Epidemiologie."[4]

Unter „gesundheitliche Ungleichheit" ist der Zusammenhang zwischen der sozialen Ungleichheit einerseits und dem Gesundheitszustand und den gesundheitsfördernden bzw. gesundheitsgefährdenden Faktoren andererseits zu verstehen. Auch hier gibt es eine Unterscheidung in horizontale und vertikale gesundheitliche Ungleichheit. Während die vertikale gesundheitliche Ungleichheit den Unterschied in der Mortalität zwischen verschiedenen Einkommensgruppen aufzeigt, erläutert die horizontale gesundheitliche Ungleichheit beispielsweise die Unterschiede in der Mortalität zwischen Männern und Frauen.[3]

Dieser Beitrag konzentriert sich auf die vertikale gesundheitliche Ungleichheit, also auf die Unterschiede im Gesundheitszustand nach Bildung, beruflichem Status und Einkommen.

Soziale Ungleichheiten, also gesellschaftliche Vor- und Nachteile von Menschen, bestehen bei gesellschaftlich bedingten, nicht gleichmäßigen Verteilungen von knappen und begehrten Gütern. Diese Ressourcen sind beispielsweise Bildungsabschlüsse oder das Einkommen.
Es kann sich dabei aber auch um andere (negative) Lebensbedingungen, wie belastende Arbeitsbedingungen, ungesunde Umweltbedingungen oder unvorteilhafte Wohnbedingungen handeln.

---

[3] Vgl. [Mie01] S. 804
[4] [MieBlo01] S. 9

Früher galt das Motto: „Sage mir, welchen Beruf du ausübst, und ich sage Dir, wo du in der Gesellschaft stehst." Heute werden zur Ermittlung der Schichtzugehörigkeit selbst in den einfachsten Modellen drei Komponenten analysiert:[5]

1.) Die Stellung in der Berufshierarchie
Anhand der Kriterien „Stellung im Beruf" (Angestellte, Beamte, Selbstständige) und „Ausbildungsniveau (Lehre, qualifizierte Tätigkeit, hochqualifizierte Tätigkeit, etc.) wird der Berufsstatus in sozialepidemiologischen Studien gemessen.

2.) Die Einkommenshöhe
Durch Abstufungen des Haushaltsnettoeinkommens, beziehungsweise des Äquivalenzeinkommens, wird der Einkommensstatus ermittelt. Das Äquivalenzeinkommen ist ein nach Zahl und Alter der Personen im Haushalt bedarfsgewichtetes Pro-Kopf-Haushaltseinkommen.

3.) Der Bildungsgrad
Er wird über die jeweils erreichten Bildungsabschlüsse ermittelt (kein Schulabschluss, Hauptschulabschluss, mittlere Reife, Abitur, Hochschule).

Den Abstufungen dieser drei Indikatoren wird häufig jeweils ein bestimmter Punktwert zugeordnet. Die Summe der von einem Menschen erreichten drei Punktwerte ergibt einen sozialen Status, den sogenannten *additiven Schichtindex*.
Die Person wird hierbei der sozialen Schicht zugeordnet, in deren bestimmten Punktwertbereich der individuell erreichte Punkt fällt. Dieses Vorgehen, also die Verwendung eines rein vertikalen, dreidimensionalen Schichtmodells und des empirischen Verfahrens eines Summenindexes ist einfach und relativ günstig. Angesichts der nach wie vor bestehenden Vorbehalte gegen die soziologische Gesundheitsforschung ist dies kein geringer Vorzug.[5]

---

[5] Vgl. [Hra09] S.38

4. Zusammenhang zwischen sozialer Ungleichheit und Gesundheit

4.1. Beschreibung anhand der Morbidität

In einer Vielzahl von Arbeiten, auch in Deutschland, ist bereits gezeigt worden, dass der sozio-ökonomische Status einer Person eng mit ihrem Gesundheitszustand zusammenhängt. Ein besonderes Augenmerk liegt hierbei auf den Ergebnissen zur Morbidität, denn diese zeigen, dass

➢ Erwachsene mit Haupt- oder Realschulabschluss häufiger einen Herzinfarkt erleiden als Personen in der selben Altersgruppe, jedoch mit Abitur oder Fachhochschulreife,

➢ die Prävalenz psychischer Störungen bei Erwachsenen mit höherem beruflichem Status geringer ist als bei Erwachsenen mit niedrigem beruflichen Status, und

➢ bei der Frage nach dem allgemeinen Gesundheitszustand Personen aus der unteren Einkommensgruppe wesentlich häufiger mit schlecht antworten, als Personen aus der oberen Einkommensgruppe[6].

4.2. Beschreibung anhand der Mortalität

Ebenso interessant sind die Ergebnisse bezüglich der Mortalität, denn sie zeigen, dass

➢ Erwachsene ohne Abitur eine geringere Lebenserwartung aufweisen, als Erwachsene mit Abitur,

➢ die Sterblichkeit bei oberen Angestellten geringer ist, als bei Un- und Angelernten,

➢ die Sterblichkeit eindeutig in der unteren Einkommensgruppe höher ist als in der oberen, und

➢ die Überlebenszeit nach einem Erstinfarkt bei Erwachsenen mit einem geringem beruflichen Status kürzer ist als bei Erwachsenen mit höherem beruflichen Status[6].

Diese Ergebnisse verdeutlichen, dass die Personen mit niedrigem sozioökonomischen Status zumeist eine besonders hohe Mortalität und Morbidität aufweisen.

4.3. Beschreibung anhand des Gesundheitsverhaltens

Persönliches Gesundheitsverhalten hat ebenfalls einen großen Einfluss auf die Morbidität und Mortalität. Hierzu wird unter der Verwendung von zwei für Deutschland repräsentativen Studien verdeutlicht werden, welchen Einfluss das Rauchverhalten, Übergewicht und die sportliche Aktivität auf die gesundheitliche Ungleichheit haben. Die durchgeführten Analysen und dargestellten Ergebnisse basieren auf dem Bertelsmann-Gesundheitsmonitor (GeMo) aus den Jahren 2001 bis 2005:[7]

---

[6] Vgl. [Mie01] S. 807
[7] Vgl. [HelSch09] S.134-136

Hinsichtlich des Rauchens wurde in dieser Studie verdeutlicht, dass der Anteil der männlichen täglichen Raucher in der Unterschicht um mehr als das Doppelte höher ist als in der Oberschicht. Bei den Frauen fällt auf, dass der Anteil der täglichen Raucherinnen in der Oberschicht mit 16,1% deutlich niedriger ist, als in den anderen Sozialschichten. [7] Dies sind doch beachtliche Zahlen, wenn man bedenkt, dass das Rauchen als „das größte einzelne vermeidbare Gesundheitsrisiko für eine Vielzahl schwerwiegender Krankheiten" [8] gilt.

Bei der Betrachtung des starken Übergewichts/ Adipositas (BMI > 30) ist jedoch auffällig, dass die sozialschichtspezifischen Unterschiede bei den Frauen deutlich stärker ausgeprägt sind als bei den Männern. So wird in der oben angesprochenen Studie verdeutlicht, dass Frauen aus der Unterschicht mindestens doppelt so häufig an einer Adipositas erkranken, als Frauen aus der Oberschicht. [7]

Die Analyse der für den Zusammenhang zwischen dem Ausmaß der sportlichen Aktivität und der Sozialschichtzugehörigkeit weist jeweils statistisch signifikante Zusammenhänge auf. Es ist auffällig, dass für die Gruppe der sportlich Inaktiven große sozialschichtspezifische Unterschiede bestehen, während für die Personengruppe mit einer sportlichen Aktivität von mehr als 4 Stunden pro Woche nur geringfügige Unterschiede festzustellen sind.

Um zu einem Bewertungsmaßstab für das gesamte Gesundheitsverhalten zu gelangen, haben Helmert und Schorb einen additiven Index „Gesundheitsverhalten" konstruiert, der sich wie folgt zusammensetzt:

1. *Rauchen:* Nieraucher (5 Pkt.), Exraucher seit mehr als einem Jahr (4 Pkt.), Exraucher seit weniger als einem Jahr (3 Pkt.), Gelegenheitsraucher (2 Pkt.), regelmäßiger Raucher (1 Pkt.)
2. *Relatives Körpergewicht:* Normalgewicht (5 Pkt.), leichtes Übergewicht (4 Pkt.), Untergewicht (3 Pkt.), Übergewicht (2 Pkt.), starkes Übergewicht (1 Pkt.)
3. *Sportliche Aktivität:* mehr als 4 Stunden in der Woche (5 Pkt.), 2 bis 4 Stunden in der Woche (4 Pkt.), 1 bis unter 2 Stunden in der Woche (3 Pkt.), weniger als 1 Stunde in der Woche (2 Pkt.), keine sportliche Aktivität (1 Pkt.) [7]

Die Sozialschichtzugehörigkeit wird mittels eines additiven Index bestimmt, der sich aus den Einzelindikatoren Schul- und Berufsausbildung, Haushaltsäquivalenz-Nettoeinkommen und beruflicher Status zusammensetzt. Die Vergleichszahl „Gesundheitsverhalten" zeigt für beide Geschlechter einen ausgeprägten sozialen Gradienten, der auch statistische Signifikanz erzielt, was Tabelle 1 im Folgenden verdeutlicht:

---

[8] [Sch07] S.50

Tabelle 1: Gesundheitsverhalten

Sozialschicht	sehr positiv		Positiv		mittel		negativ		sehr negativ	
Männer										
Oberschicht	139	15,6%	163	16,3%	197	19,7%	307	30,7%	196	19,6%
o. Mittelschicht	104	13,2%	177	14,7%	208	17,3%	373	31,0%	341	28,3%
Mittelschicht	67	9,2%	98	15,2%	113	17,6%	178	27,6%	188	29,2%
u. Mittelschicht	44	9,0%	64	10,1%	107	17,1%	194	30,9%	219	34,8%
Unterschicht	26	9,1%	29	6,0%	68	14,0%	169	34,8%	193	38,8%
Insgesamt	381	9,6%	530	13,4%	692	17,5%	1221	30,8%	1135	28,7%
Frauen										
Oberschicht	93	19,7%	110	23,4%	98	21,1%	113	24,2%	54	11,6%
o. Mittelschicht	256	21,7%	267	22,6%	232	19,7%	289	24,5%	136	11,5%
Mittelschicht	158	16,4%	199	20,6%	205	21,2%	255	26,4%	149	15,5%
u. Mittelschicht	126	8,2%	179	21,4%	184	26,9%	242	30,4%	140	16,0%
Unterschicht	72	11,2%	104	16,0%	131	20,2%	209	32,3%	132	20,4
Insgesamt	705	17,1%	858	20,8%	850	20,6%	1008	26,8%	611	14,8%

Quelle: Vgl. [HelSch09], S. 141

Tabelle 1 ist eine Analyse des Zusammenhangs zwischen der Sozialschichtzugehörigkeit und drei wichtigen Merkmalen des individuellen Gesundheitsverhaltens und bestätigt, dass soziostrukturelle Bedingungen (materielle Lage, Bildungsressourcen und berufliche Position) in Deutschland nach wie vor in starkem Maße das individuelle Gesundheitsverhalten prägen. Demnach können wir schlussfolgern: je höher die soziale Lage, desto positiver ist das Gesundheitsverhalten insgesamt zu bewerten.[7]

4.4 Einfluss des Einkommens auf die Lebenserwartung

Ob nun der sozioökonomische Status den Gesundheitszustand beeinflusst, gemäß dem Leitsatz „Armut macht krank", oder ob nach dem Motto „Krankheit macht arm" der Gesundheitszustand den sozioökonomischen Status beeinflusst, wird im Folgenden analysiert werden.

Dazu verdeutliche ich den Einfluss von Einkommensunterschieden auf die Lebenserwartung. Hierbei beziehe ich mich auf die Daten des Sozioökonomischen Panels (SOEP) und den Periodensterbetafeln des Statistischen Bundesamtes. Die Analysen beziehen sich auf den

---

[7] Vgl. [HelSch09] S.134-136

Zeitraum von 1995 bis 2005 und die Angaben von mehr als 32500 Personen im Alter ab 18 Jahren (siehe Tabelle 2).

In Deutschland bewegen sich sowohl die Einkommensungleichheit, als auch die Lebenserwartung im europäischen Mittelfeld. Das mittlere Netto-Äquivalenzeinkommen liegt hier im Jahr 2005 bei 1398 Euro, weshalb für die Analyse fünf Einkommenspositionen gebildet wurden: unter 60 Prozent, 60 bis unter 80 Prozent, 80 bis unter 100 Prozent, 100 bis unter 150 Prozent und über 150 Prozent des gesellschaftlichen Mittelwertes (Median). Ebenfalls wurden neben der Lebenserwartung bei Geburt und der Lebenserwartung ab einem Alter von 65 Jahren auch die Lebenserwartung in Gesundheit betrachtet. Darunter sind jene Jahre zu verstehen, die in gutem oder sehr gutem Allgemeinzustand verbracht werden.

Tabelle 2: Allgemeine und gesunde Lebenserwartung nach Einkommen und Geschlecht

Einkommen	Lebenserwartung		Gesunde Lebenserwartung		Anteil der gesunden Lebenserwartung	
	Bei Geburt	Ab 65	Bei Geburt	Ab 65	Bei Geburt	Ab 65
Männer						
0–60 %	70,1	12,3	56,8	10,5	81 %	85 %
60–80 %	73,4	14,4	61,2	12,5	83 %	87 %
80–100 %	75,2	15,6	64,5	13,7	86 %	88 %
100–150 %	77,2	17,0	66,8	14,8	87 %	87 %
> 150 %	80,9	19,7	71,1	16,4	88 %	83 %
gesamt	75,3	15,7	64,8	13,6	86 %	87 %
Frauen						
0–60 %	76,9	16,2	60,8	14,1	79 %	87 %
60–80 %	81,9	19,8	66,2	16,4	81 %	83 %
80–100 %	82,0	19,9	67,1	16,6	82 %	83 %
100–150 %	84,4	21,8	69,1	17,8	82 %	82 %
> 150 %	85,3	22,5	71,0	18,0	83 %	80 %
gesamt	81,3	19,3	66,6	16,2	82 %	84 %

Quelle: Vgl. [LamKro07], S 17

Die mittlere Lebenserwartung betrug im Zeitraum von 1995 bis 2005 für Männer 75,3 Jahre und für Frauen 81,3 Jahre. Wie durch diese Analyse deutlich wird, betrug die Differenz zwischen der höchsten und niedrigsten Einkommensgruppe bei den Männern 10,8 Jahre und bei den Frauen 8,4 Jahre. Männer und Frauen ab 65 Jahren konnten damit rechnen, 15,7 bzw. 19,3 weitere Jahre zu leben. Wenn man jedoch auch hier die oberen und die unteren Einkommensgruppen vergleicht, so ergibt sich bei Männern eine Differenz von 7,4 und bei Frauen eine von 6,3 Jahren.

Ähnlich ist es auch bei den Unterschieden in der gesunden Lebenserwartung. Der Abstand zwischen der höchsten und niedrigsten Einkommensgruppe beträgt hier bei den Männern 14,3 und bei den Frauen 10,2 Jahren. Die Einkommensunterschiede in der gesunden Lebenserwartung ab einem Alter von 65 Jahren betrugen bei den Männern 5,9 und bei den Frauen 3,9 Jahre. Ebenfalls werden deutliche Unterschiede werden bei der Betrachtung des Anteils der gesunden Lebensjahre an der gesamten Lebenszeit verdeutlicht.

Die in dieser Studie festgestellten Ergebnisse weisen auf einen Einkommensgradienten in der allgemeinen und gesunden Lebenserwartung hin. Im Allgemeinen kann man sagen:
je höher das monatliche Einkommen, desto eher besteht die Chance auf ein langes und gesundes Leben.[9]

---

[9] Vgl. [LamKro07]

5. Erklärungsversuche gesundheitlicher Ungleichheit

Hinsichtlich des Themas „Soziale Ungleichheit und Gesundheit" werden drei grundsätzliche Erklärungsansätze diskutiert.

Der erste Ansatz folgt dem Gedanken, dass das Vorliegen sozioökonomischer Unterschiede in der Gesundheit auf *Selektionsprozesse* zurückzuführen ist. Hierbei wird angenommen, dass die Gesundheit den sozioökonomischen Status beeinflusst, also dass die Ungleichheiten in Hinsicht auf Morbidität und auf Mortalität „als das Ergebnis einer sozialen Aufstiegsbewegung der Gesunden und als sozialer Abstiegsprozess der Kranken angesehen werden."

Es gilt im Darwin'schen Sinn: „Survival oft he fittest".[10]

Die materielle Interpretation liefert allerdings auch eine andere Möglichkeit gesundheitliche Ungleichheiten zu erklären. Im *materiellen Erklärungsansatz* wird betont, dass Personen der unteren Gesellschaftsschicht nicht nur über geringere finanzielle Ressourcen verfügen, sondern dass sie auch in gesundheitsschädlicheren Umwelten leben und arbeiten. Hierbei ist die Gesamtheit aller gesundheitsbeeinträchtigenden Faktoren, denen bestimmte Bevölkerungsgruppen ausgesetzt sind, für den sozialen Gradienten verantwortlich.[10]

Der dritte und letzte Ansatz, um soziale Ungleichheiten in der Gesundheit zu erklären, ist der *kulturell- verhaltensbezogene Erklärungsansatz*. Man geht hierbei davon aus, dass Personen mit niedriger Bildung und niedrigem Berufsstatus eher einen gesundheitsschädigenden Lebensstil besitzen, als Personen der oberen Gesellschaftsschicht.[10]

5.1. Die materielle These

Die materielle These unterstellt, dass ökonomische Deprivation für die Gesundheitsunterschiede in den einzelnen Schichten verantwortlich ist. „Der Psychologe benennt mit Deprivation einen psychischen Zustand der Entbehrung, der dadurch entsteht, dass das Individuum seine ursprüngliche oder erlernten Bedürfnisse nicht oder nur unzureichend befriedigen kann."[11] Ökonomisch Bessergestellte verfügen beispielsweise häufiger über eine private Krankenzusatzversicherung und kommen somit eher in den Genuss innovativer und erfolgreicher Behandlungs- und Heilmethoden, die nicht im Leistungskatalog der GKV enthalten sind. Im Rahmen der zahnmedizinischen Versorgung ist eine qualitativ hochwertige prothetische und implantologische Versorgung aufgrund der Selbstbeteiligung zunehmend eine Frage des Geldes.

[10] Vgl. [RicHur09] S. 20-21
[11] [Rei98] S. 28

Nicht zu vernachlässigen sind die schicht- und damit auch einkommensabhängige Wertigkeit von Ver- und Gebrauchsgütern. Die Qualität von Nahrungsmitteln oder die Sicherheitsausstattung von Kraftfahrzeugen werden bei Erklärungsversuchen zur gesundheitlichen Ungleichheit häufig vergessen. Dieser Aspekt, bedingt durch materielle Ressourcen, hat einen großen Einfluss auf Unterschiede in der Gesundheit.[12]

Bei gleicher Diagnose ist es ökonomisch Bessergestellten eher möglich, Maßnahmen zu ergreifen, um die aus der Krankheit resultierenden Beeinträchtigungen so gering wie möglich zu halten. Im Klartext zielt dieser Aspekt auf die Anschaffung von privat zu zahlenden Hilfsmitteln wie zum Beispiel Treppen- oder Wannenliften, Gehhilfen oder Hörgeräten.

5.2. Die strukturelle These

Hierunter fallen vor allem die Unterschiede in den Arbeits- und Wohnbedingungen. Hinsichtlich der Arbeitsbedingungen unterscheidet man in körperliche Beanspruchung, Umgebungseinflüsse und psychische Beanspruchung.[13]

Unter körperlicher Beanspruchung versteht man die tätigkeitsbedingten Über- und Fehlbeanspruchungen durch Zwangshaltungen, sowie das Heben schwerer Lasten, welches zu gesundheitlichen Belastungen führen kann.[13] Auch das berufliche Unfallrisiko ist zu beachten.

Schäden durch physikalische, chemische und biologische Noxen am Arbeitsplatz werden in dem Punkt Umgebungseinflüsse berücksichtigt.
Aus den physikalischen Beanspruchungen resultieren psychische Belastungen am Arbeitsplatz.
Es ist bewiesen, dass beispielsweise Nacht- und Schichtarbeit bei zusätzlicher außerbetrieblicher Mindererholung nicht nur das Risiko für ischämische Herzerkrankungen erhöht, sondern auch zu nervösen Störungen und Magen-Darmerkrankungen führen kann.[13]

Der zweite Punkt dieser These zielt auf das Wirken unterschiedlicher Wohnbedingungen.

---

[12] Vgl. [Sch08] S.46
[13] Vgl. [Sch08] S.48

„Zahlreiche Statistiken zeigen übereinstimmend in allen Städten, dass in denjenigen Straßen und Stadtteilen, in denen ungünstige Wohnverhältnisse vorliegen, und in welchen sich die größte Zahl überbevölkerter Wohnungen findet, auch die höchste Sterblichkeit vorhanden ist und umgekehrt."[14] Demnach spielt beim Thema „Umweltgerechtigkeit" vor allem die stadtsoziologische Forschung, die noch in den Kinderschuhen steckt, eine große Rolle.

5.3. Die kulturelle These

Die kulturelle These unterstellt, dass das Wissen über ein gesundheitsförderndes Verhalten, und damit auch die Kenntnis von Fehlverhalten bei der oberen Schicht wesentlich mehr ausgeprägt ist als in der Unterschicht. Zum einen bezieht sich diese These auf die direkten Bildungseffekte, wie medizinische Wissensbestände (zur Hygiene und zu Krankheiten und deren Prophylaxe) und zum anderen die durch Bildung erworbene Befähigung zur Selbstdisziplinierung (bezüglich gesundheitsschädlichen Verhaltensweisen).[15]

5.4. Die Lebensstil-These

Konkret umfasst der Lebensstilbegriff gesundheitsrelevante Risikofaktoren wie Fehlernährung, Tabak-, Alkohol- und Drogenmissbrauch und Faktoren wie Sport oder auch das Nutzen von Präventivmaßnahmen.[16] (Siehe Abb. 1)

Abb. 1: Gesundheitliche Risikofaktoren und soziale Schicht (Daten: Gesundheitssurvey 1998)

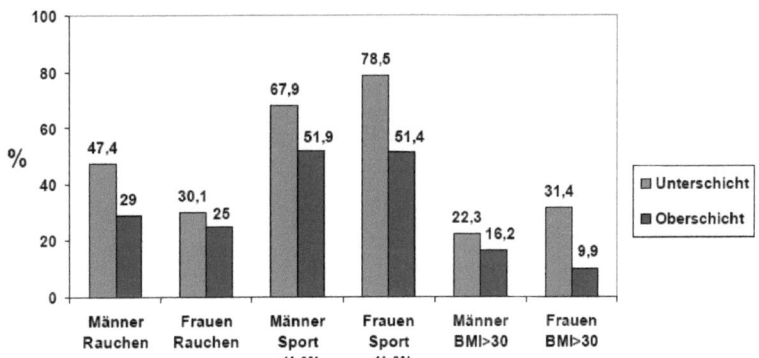

Quelle: Vgl. [Hen05], S. 20

---

[14] Vgl. [BolKoh09] S. 100
[15] Vgl. [Sch08] S. 49
[16] Vgl. [Sch08] S. 51

5.5. Andere Erklärungsversuche

Im Mittelpunkt der *psychosozialen These* steht die Bedeutung von Stressoren und Ressourcen. Stressoren können hierbei entweder kritische Lebensereignisse sein, wie z.b. Katastrophen, Tod eines Angehörigen, Scheidung und Arbeitsplatzverlust oder Dauerbelastungen (hohe berufliche Verausgabung und niedrige Belohnungschancen).

Widerstandsressourcen beinhalten körperliche, psychische, materielle, soziale oder auch kulturelle Ressourcen.

Kernpunkt dieser Argumentation ist es, dass sich ein Missverhältnis zwischen hoher beruflicher Verausgabung und niedriger Belohnungschancen, vor allem in sozioemotionalen Belastungen bis hin zu pathophysiologischen Veränderungen, äußern kann.[17]

Die *biologische These* zielt auf die genetische Disposition und auf die prä- und perinatalen Einflüsse auf das Un- bzw. Neugeborene.[18]

Ein höheres Risiko für Übergewicht und Adipositas besteht bei Kindern aus sozial benachteiligten Schichten und bei Kindern mit beidseitigem Migrationshintergrund.[19]

Besonders häufig kommt die Adipositas bei 11- bis 17-jährigen Mädchen aus Familien mit niedrigem sozialen Status vor.[20]

Nach der *Selektionsthese* erfolgt ein sozialer Abstieg bei weniger Gesunden eher als bei Gesunden („Krankheit macht arm"). Eltern in einer schlechten gesundheitlichen Verfassung stammen nicht zufällig aus den unteren sozialen Schichten. Sie sind gesundheitsbedingt ebenso eher dem Risiko eines sozialen Abstiegs ausgesetzt.[21]

Auch die gesundheitliche Benachteiligung von Migrantinnen und Migranten ist zu berücksichtigen. Faktoren wie Sprachbarrieren, die Angst illegaler Einwanderer aufgrund von ärztlichen Untersuchungen amtlich erfasst zu werden und auch die Beschränkung ärztlicher Versorgung auf Notfälle bei Asylbewerbern werden häufig unterschätzt.[22]

---

[17] Vgl. [Sch08] S. 51-52
[18] Vgl. [Sch08] S. 53
[19] Vgl. [KurSch07] S. 736-743
[20] Vgl. [GBE08] S. 47
[21] Vgl. [Sch08] S. 55
[22] Vgl. [JunGro09] S.79

6. Handlungsansätze zur Verringerung sozialer und gesundheitlicher Ungleichheit

Die Verringerung der gesundheitlichen Ungleichheit ist nur durch ein breites Spektrum aufeinander abgestimmter politischer Maßnahmen zu erreichen. Zwei grundlegende Handlungsansätze sind dabei besonders hervorzuheben: zum einen die Bekämpfung von Armut und sozialer Ungleichheit und zum anderen die gezielte und aufwändige Förderung der Gesundheit sozial benachteiligter Bevölkerungsgruppen.

Zu einer erfolgsversprechenden Bekämpfung von Armut und sozialer Ungleichheit müssen verschiede Maßnahmen effektiv ineinander greifen. Die Hauptursache für Armut ist Arbeitslosigkeit. Deshalb steht die Schaffung von Arbeitsplätzen und die Integration von Arbeitslosen in den Arbeitsmarkt an erster Stelle[23]. Auch die Förderung von Programmen zur beruflichen Qualifizierung, Weiterbildung und Umschulung erscheint angesichts der wandelnden Wirtschaftszweige, Technologien und Berufsstrukturen sinnvoll. Zu vernachlässigen ist hierbei nicht die Familienpolitik, die entsprechende Angebote der Kinderbetreuung unterbreiten sollte.

„Die Bekämpfung von Armut und sozialer Ungleichheit, die sich auf eine Vielzahl weiterer Handlungsfelder wie etwa den Wohnungsbau, die Stadtplanung, die Verkehrs- und Umweltpolitik sowie die Integration von Migranten erstreckt, erfordert fundamentale strukturelle Veränderungen, die nur über langfristige gesellschaftliche Aushandlungsprozesse zu erreichen sind."[24]

Um die Förderung der Gesundheit sozial Benachteiligter voranzubringen, gilt es zum einen zu untersuchen, in welcher Altersgruppe die gesundheitliche Ungleichheit besonders groß ist, ob Frauen in gleicher Weise betroffen sind wie Männer, welche Nationalität die gesundheitlich benachteiligten Personen besitzen, und wo sie wohnen.

Zum anderen müssen Gesundheitsförderungsmaßnahmen identifiziert werden, welche zu einer Verringerung der gesundheitlichen Ungleichheit beitragen können. Anschließend muss beurteilt werden, welche dieser Maßnahmen in der Tat zu einer Verbesserung des Gesundheitszustands bei sozial Benachteiligten geführt haben, und wie groß die jeweilige Wirkung und der Ressourcenaufwand war.

Ebenfalls ist es zu empfehlen die Zielsetzung „Verringerung der gesundheitlichen Ungleichheit" zu quantifizieren. Eine quantitative Vorgabe, beispielsweise die Senkung der Morbiditätsunterschiede zwischen der unteren und der oberen Einkommensgruppe in den nächsten 5 Jahren um 10 Prozent, würde die zielgerechte Planung erleichtern und der Erfolg wäre überprüfbar.

---

[23] Vgl. [LamMie08] S. 13
[24] Vgl. [LamMie08] S.14

Ein erster Schritt in die richtige Richtung wurde zwischen 2004 und 2007 mit dem Projekt „Closing the Gap" gemacht. Unter der Leitung der Bundeszentrale für gesundheitliche Aufklärung (BZgA) und der Förderung der Europäischen Kommission wurden Beispiele guter Praxis aus ganz Europa zusammengetragen, um zur Übernahme anzuregen und die Kooperation zwischen den Beteiligten zu verstärken.[25]

Ein Beispiel für die Integration der Deutschen in die europäische Diskussion zum Thema gesundheitliche Ungleichheit betreibt ebenfalls die BZgA seit längerem mittels der Gesundheitsplattform „Gesundheitsförderung bei sozial Benachteiligten".[25]

Eine schnelle und einfache Verbesserung könnte schon durch die Veränderung im Bereich des Informationsmanagements erreicht werden. Eine flexiblere und auf individuelle Kenntnisse zugeschnittene Gestaltung von Informationsseiten im Internet wäre durchaus sinnvoll. Wenn man bedenkt, dass es aufgrund der technischen Möglichkeiten ohne großen Aufwand möglich wäre, auf individuelle Interessen einzugehen. Es sind ebenso Konzepte zur Verbesserung ärztlicher Kommunikation im Rahmen der Aus- und Weiterbildung in Erwägung zu ziehen. In England erfreut sich ein 24-Stunden-Telefondienst, bei dem speziell geschulte Krankenpfleger/innen Gesundheitsinformationen und Beratung anbieten, einer großen Beliebtheit. Eine weitere Möglichkeit wäre eine „schriftliche Patienteninformation" mit Darstellung der Krankheitsdiagnose und deren Ursachen, gemessenen Laborwerten und Befunden, Vor- und Nachteilen verschiedener Therapiealternativen, Einnahmevorschriften und Nebenwirkungen von Medikamenten, Verhaltensrichtlinien, etwa im Bereich Sport und Ernährung, usw.[26]

---

[25] Vgl. [Mie08] S. 351
[26] Vgl. [MarAmh08] S. 6-7

7. Fazit

Bisher wurden verschieden Erklärungsansätze geliefert, um die teilweise signifikanten Unterschiede in der gesundheitlichen Benachteiligung unterer Schichten zu erläutern.

Johannes Giesecke und Stephan Müters untersuchen in ihrem Bericht „Strukturelle und verhaltensbezogene Faktoren gesundheitlicher Ungleichheit: Methodische Überlegungen zur Ermittlung der Erklärungsanteile"[27] den Zusammenhang zwischen der Bildung auf die Gesundheit. Sie kommen zu dem Ergebnis, dass strukturelle Faktoren, also Arbeits-, Lebens- und Umweltbedingungen, eine deutlich größere Rolle für den Zusammenhang zwischen Bildung und Gesundheit spielen als das Gesundheitsverhalten. Dieses Ergebnis bestätigt die Überschätzung der Relevanz von Verhaltensweisen auf die Gesundheit.

Auch Richter und Mielck kommen zu dem Ergebnis, dass verhaltensbezogene Maßnahmen nur begrenzt erfolgreich sein können und dass somit eine Verbesserung der Lebens- und Arbeitsbedingungen eher zu einer Reduzierung sozioökonomischer Unterschiede in der Gesundheit führen kann.[28]

Wie einleitend dargestellt, bezieht sich das Ziel einer jeden Gesundheitspolitik auf die gesundheitliche Chancengleichheit. Um in Deutschland ernsthaft die Ungleichheiten zu reduzieren und die zweifellos markanten Differenzen in der Lebenserwartung unterschiedlicher sozialer Gruppen anzugleichen, sollte man mit der Armutsbekämpfung beginnen.[29]

Um die gezielte Förderung der Gesundheit sozial Benachteiligter zu verbessern, ist es zuerst notwendig die Datenbasis zu schaffen, um in einem nächsten Schritt effektive Interventionen zu etablieren.

---

[27] Vgl. [GieMüt09] S. 363-365
[28] Vgl. [RicMie00] S. 213
[29] Vgl. [BitSah10] S.31

8. Literaturverzeichnis

[BitSah10]   Bittlingmayer, U.; Sahrai, D.: Gesundheitliche Ungleichheit. Plädoyer für eine ethnologische Perspektive. Aus Politik und Zeitgeschichte. Beilage zur Wochenzeitung: Das Parlament, Heft 45, 2010, S. 25-31.

[BolKoh09]   Bolte, G.; Kohlhuber M.: Soziale Ungleichheit bei umweltbezogener Gesundheit: Erklärungsansätze aus umweltepidemiologischer Perspektive. In: Richter, M.; Hurrelmann, K. (Hrsg.): Gesundheitliche Ungleichheit. Grundlagen, Probleme, Perspektiven. VS Verlag für Sozialwissenschaften, 2. Auflage, Wiesbaden, 2009, S. 99-116

[GBE08]   Gesundheitsberichterstattung des Bundes Lebensphasenspezifische Gesundheit von Kindern und Jugendlichen in Deutschland. Ergebnis des nationalen Kinder- und Jugendgesundheitssurveys (KIGGS), Robert Koch-Institut, Berlin, 2008

[GieMüt09]   Giesecke, J; Müters, S.: Strukturelle und verhaltensbezogene Faktoren gesundheitlicher Ungleichheit: Methodische Überlegungen zur Ermittlung der Erklärungsanteile. In: Richter, M.; Hurrelmann, K. (Hrsg.): Gesundheitliche Ungleichheit. Grundlagen, Probleme, Perspektiven. VS Verlag für Sozialwissenschaften, 2. Auflage, Wiesbaden, 2009, S. 353-366

[HelSch09]   Helmert, U.; Schorb, F.: Die Bedeutung verhaltensbezogener Faktoren im Kontext der sozialen Ungleichheit der Gesundheit. In: Richter, M.; Hurrelmann, K. (Hrsg.): Gesundheitliche Ungleichheit. Grundlagen, Probleme, Perspektiven. VS Verlag für Sozialwissenschaften, 2. Auflage, Wiesbaden, 2009, S. 133-148

[Hra09]   Hradil, S.: Was prägt das Krankheitsrisiko: Schicht, Lage, Lebensstil? In: Richter, M.; Hurrelmann, K. (Hrsg.): Gesundheitliche Ungleichheit. Grundlagen, Probleme, Perspektiven. VS Verlag für Sozialwissenschaften, 2. Auflage, Wiesbaden, 2009, S. 35-54

[JunGro09]   Jungbauer-Gans, M.; Gross, C.: Erklärungsansätze sozial differenzierter Gesundheitschancen. In: Richter, M.; Hurrelmann, K. (Hrsg.): Gesundheitliche Ungleichheit. Grundlagen, Probleme, Perspektiven. VS Verlag für Sozialwissenschaften, 2. Auflage, Wiesbaden, 2009, S. 77-98

[KurSch07]   Kurth, B.; Schaffrath, R.: Die Verbreitung von Übergewicht und Adipositas bei Kindern und Jugendlichen in Deutschland: Ergebnisse des Kinder- und Jugendgesundheitssurveys (KIGGS), Bundesgesundheitsblatt-Gesundheitsforschung-Gesundheitsschutz 50 (5/6), S. 736-743

[LamKro07]   Lampert, T.; Kroll, L. E.; Dunkelberg, A: Soziale Ungleichheit der Lebenserwartung in Deutschland. Aus Politik und Zeitgeschichte. Beilage zur Wochenzeitung: Das Parlament, Heft 42, 2007, S. 11-17

[LamMie08]   Lampert, T.; Mielck, A.: Gesundheit und soziale Ungleichheit. Eine Herausforderung für Forschung und Politik, GGW, Heft 2, 2008, S. 7-16

[MarAmh08]   Marstedt, G.; Amhof, R.: Soziale Ungleichheit: Schichtspezifisches Informations- und Partizipationsverhalten in der ambulanten Versorgung, Gesundheitsmonitor, Bertelsmann Stiftung, Heft 3, 2008, S. 1-12

[Mie01]   Mielck, A.: Die Verminderung sozial bedingter Ungleichheit von Gesundheits-Chancen als Aufgabe für Public Health, Bundesgesundheitsblatt-Gesundheitsforschung-Gesundheitsschutz, Springer Verlag, Heft 8, 2001, S. 804-812

[Mie08]   Mielck, A: Soziale Ungleichheit und Gesundheit in Deutschland. Die internationale Perspektive, Bundesgesundheitsblatt-Gesundheitsforschung Gesundheitsschutz, Springer Verlag, Heft 3, 2008, S. 345-352

[MieBlo01]   Mielck, A.; Bloomfield, K.: Sozial-Epidemiologie. Einführung in die Grundlagen, Ergebnisse und Umsetzungsmöglichkeiten, Juventa, Weinheim, 2001

[Rei98]   Reisenauer, B.: Deprivationsbereiche durch Arbeitslosigkeit. Diplomarbeit. Institut für Gesellschaftspolitik, Linz, 1998

[RicHur09]   Richter, M.; Hurrelmann, K.: Gesundheitliche Ungleichheit. Ausgangsfragen und Herausforderungen. In: Richter, M.; Hurrelmann, K. (Hrsg.): Gesundheitliche Ungleichheit. Grundlagen, Probleme, Perspektiven. VS Verlag für Sozialwissenschaften, 2. Auflage, Wiesbaden, 2009, S. 13-33

[RicMie00]   Richter, M.; Mielck, A.: Strukturelle und verhaltensbezogene
               Determinanten gesundheitlicher Ungleichheit, In: Journal of Public
               Health, Band 8, Springer Verlag, 2000, S. 198-215

[Ros07]   Rosenbrock, R.: Worauf wir nicht verzichten sollten.
               Gesundheitssystem und Solidarität, Stand: 2007. Internet:
               http://www.mabuse-verlag.de/chameleon//outbox//public/4/165_
               Rosenbrock.pdf (letzter Zugriff: 11.02.2012, 13:49 Uhr)

[Sch07]   Schneider, S.: Ursachen schichtspezifischer Mortalität in der
               Bundesrepublik Deutschland: Tabakkonsum dominiert alle anderen
               Risikofaktoren. In: International Journal of Public Health, Band 52,
               Basel, 2007, S.39-53

[Sch08]   Schneider, S.: Der Schichtgradient von Morbidität und Mortalität.
               Vorschlag für ein theoretisches Erklärungsmodell gesundheitlicher
               Ungleichheit, Österreichische Zeitschrift für Soziologie (ÖZS),
               Band 33, Ausgabe 1, 2008, S. 43-66

[Whi91]   Whitehead, M.: Die Konzepte und Prinzipien von Chancengleichheit
               und Gesundheit. Weltgesundheitsorganisation (WHO), Regionalbüro
               von Europa, Kopenhagen, 1991